Dr Victor TROIN

DES

KYSTES DE L'OVAIRE

DANS LA GROSSESSE

TRAITEMENT

MONTPELLIER
IMPRIMERIE CENTRALE DU MIDI
(Hamelin Frères)

1902

DES

KYSTES DE L'OVAIRE

DANS LA GROSSESSE

TRAITEMENT

DES

KYSTES DE L'OVAIRE

DANS LA GROSSESSE

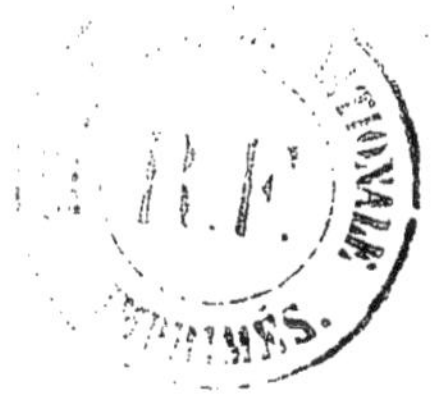

TRAITEMENT

PAR

Victor TROIN
Docteur en médecine

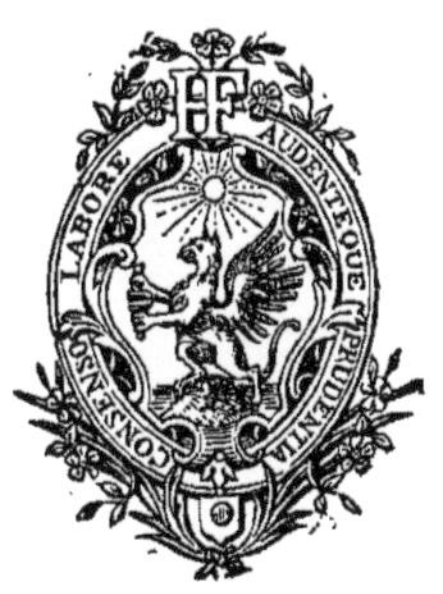

MONTPELLIER
IMPRIMERIE CENTRALE DU MIDI
(HAMELIN FRÈRES)

1902

A MON PÈRE, A MA MÈRE

Je dédie ces quelques pages. Qu'elles soient un hommage de ma profonde affection, de ma vive reconnaissance.

A MON FRÈRE, A MES SŒURS

A MON BEAU-FRÈRE MONSIEUR S.-J. RAVEL

A TOUS CEUX QUI ME SONT CHERS

A MES AMIS

V. TROIN.

A MONSIEUR LE PROFESSEUR QUEIREL

DIRECTEUR DE L'ÉCOLE DE MÉDECINE DE MARSEILLE

OFFICIER DE LA LÉGION D'HONNEUR

A MON PRÉSIDENT DE THÈSE

MONSIEUR LE PROFESSEUR TÉDENAT

V. TROIN.

INTRODUCTION

Durant notre stage dans le service de M. le professeur Queirel, il nous a été permis de suivre une malade présentant un kyste de l'ovaire au cours d'une grossesse. Cette femme, traitée selon la méthode préconisée par le professeur Pinard, l'ovariotomie, sortit complètement guérie vingt-huit jours après l'intervention, sans que sa grossesse ait été incommodée en quelque façon.

Il nous a paru intéressant à ce moment de relater cette observation. Le docteur Platon, notre chef de clinique, voulut bien se joindre à nous pour la rédaction de ce travail et nous ne pouvons que ressentir une bien légitime satisfaction d'avoir pu en cette circonstance associer notre nom au sien. Nous nous aperçûmes bien vite, au cours de cette collaboration, de l'importance que revêtait un pareil sujet, et nous avons pensé que ce que nous n'avions pu qu'effleurer pour ne pas abuser de l'hospitalité du journal qui nous avait ouvert ses colonnes pouvait fort bien faire l'objet de notre thèse.

Toutefois, nous n'avons pas l'intention de retracer l'histoire de tous les kystes, nous envisagerons seulement les kystes mucoïdes, ceux, en un mot, qui se présentent avec le plus de fréquence.

Nous diviserons notre travail en quatre parties :

Dans la première, nous examinerons très rapidement les principaux caractères des kystes de l'ovaire : leur pathogénie, leur volume, leur fréquence.

Dans la deuxième, nous traiterons des rapports réciproques de la grossesse et des kystes.

La troisième sera consacrée au diagnostic.

Dans la quatrième, celle sur laquelle nous nous étendrons le plus, nous étudierons le traitement à instituer. Nous suivrons l'intéressante évolution qu'a subi cette question, passant successivement par ces différentes phases (avortement, accouchement prématuré, ponction), pour entrer actuellement dans sa voie définitive : l'ovariotomie.

Pour cette dernière partie, nous ferons souvent usage des chiffres puisés dans la remarquable thèse d'agrégation du docteur Rémy. Cependant nous ne manquerons pas de faire ressortir que les progrès réalisés depuis cette époque (1886) ont donné des résultats encore plus probants sur la valeur de la thérapeutique qui se partage la faveur des accoucheurs actuels et que nous avons eu déjà l'occasion de nommer : l'ovariotomie.

Mais, avant d'aborder notre modeste travail, qu'il nous soit permis de jeter un regard en arrière et de témoigner notre vive reconnaissance à nos maîtres des hôpitaux et de l'Ecole.

A M. le professeur Queirel nous sommes heureux d'adresser nos vifs remerciements. C'est une joie bien légitime pour nous que de nous rappeler les marques d'intérêt et les preuves de bienveillance qu'il ne cessa de nous donner durant l'année que nous avons passée à son service.

M. le professeur Delanglade nous permettra de lui témoigner ici notre respectueuse sympathie. Lorsque nous nous sommes adressé à lui, il nous a reçu avec une bienveillance que nous ne saurions oublier.

Merci à notre ancien chef de clinique, M. le docteur Platon, pour l'amitié dont il nous a honoré. Son amabilité, que nous avons pu apprécier au cours de son clinicat, lui a gagné l'estime et l'affection de tous ceux qui l'ont approché.

Qu'il nous soit permis d'adresser nos remerciements à M. le professeur Tédenat de l'honneur qu'il nous a fait en acceptant la présidence de notre thèse.

DES

KYSTES DE L'OVAIRE

DANS LA GROSSESSE

TRAITEMENT

CHAPITRE I

Observation Première

(PERSONNELLE)

La nommée Louise G. entre à l'hôpital le 3 novembre 1901, dans le service de gynécologie de M. le professeur Queirel. L'interrogatoire que nous lui faisons subir nous fournit les renseignements suivants.

Agée de vingt-six ans, cette femme a vu s'établir depuis l'âge de quinze ans, d'une façon régulière et sans douleur, le flux menstruel qui durait habituellement quatre jours. Deux ans auparavant (février 1899), elle devint enceinte pour la première fois, et n'observa rien d'anormal durant le cours de son état.

Elle semble au premier abord n'avoir aucun passé génital ;

mais, après un interrogatoire minutieux, on apprend qu'un an avant le début des accidents qui nous occupent elle souffrait « des reins », urinait avec peine et ressentait même une vague douleur sus-pubienne. Aucun autre symptôme ne trahissait une affection des organes génitaux, sauf peut-être quelques légères pertes blanches.

A côté de ces symptômes passés presque inaperçus, il en est d'autres d'ordre nerveux qui avaient surtout éveillé l'attention de la malade, chez laquelle il est possible de retrouver des stigmates hystériques.

Le 24 mars 1901, les règles venues comme à l'ordinaire ne durèrent que deux jours au lieu de quatre selon l'habitude. La malade attribua cet arrêt à un refroidissement ; mais d'autres phénomènes très importants ne tardèrent pas à se montrer. Dans la nuit qui suivit, elle éprouva d'atroces douleurs au niveau de l'hypogastre et des lombes. Le ventre était très sensible à la pression et la scène se complétait de frissons et de vomissements. Ces accidents durèrent douze heures et cédèrent à l'ingestion de laudanum. Depuis lors, les douleurs, quoique atténuées, persistèrent en prenant par intervalle le caractère aigu principalement du côté droit.

Le 15 avril, les phénomènes douloureux persistent, les règles reviennent, mais ne durent que deux jours comme lors de la première crise. Elles reparaissent le 13 juin ; au mois de juillet, elles font complètement défaut pour ne plus reparaître.

Le 15 août, les phénomènes douloureux se montrent de nouveau avec leur caractère aigu déjà observé. La malade, qu'un pareil désordre génital avait inquiété, suppose qu'elle est peut-être enceinte. Elle émet cette hypothèse en présence aussi des violentes nausées qu'elle ressent depuis quinze jours environ.

Au début d'octobre, nouvelle crise particulièrement forte, qui se reproduit le 20 du même mois, avec moins d'intensité cependant.

La suppression des dernières règles (13 juillet) fut précédée d'un rapprochement sexuel remontant à trois semaines environ (vers le 20 juin).

Quant au palper et au toucher, voici quels sont les renseignements qu'ils nous donnent ; ils sont assez obscurs :

Le ventre est peu développé ; au palper, on perçoit une masse dont les limites semblent s'arrêter à trois ou quatre travers de doigt au-dessus du pubis; latéralement elle paraît occuper tout le bassin, mais il est difficile d'en préciser les contours. Cependant vers la partie médiane on peut percevoir comme une encoche formant une division à cette « tumeur ». Au toucher, le col allongé, mou, a les caractères d'un col d'utérus gravide. La matrice, augmentée de volume, est logée à gauche de la ligne médiane et paraît indépendante de la masse latérale droite qui, plus volumineuse, permet au diagnostic de grossesse extra-utérine d'être porté. Mais il faut ajouter que rien de précis n'est possible, et qu'en face d'une simple hypothèse et du parfait état de santé de la femme, on décide de surseoir à une opération et d'attendre quelques jours pour avoir un diagnostic plus certain. Ajoutons que l'auscultation de la masse gauche ne permet de percevoir aucun battement cardiaque.

M. le professeur Queirel examine cette femme le 8 novembre, porte le diagnostic ferme de « grossesse avec kyste de l'ovaire » et propose une laparotomie immédiate, opération qui est refusée par la malade pour diverses raisons.

20 novembre.— La malade qui avait quitté l'hôpital pendant quinze jours environ, revient réclamer l'intervention qui lui

avait été proposée. A cette date, l'examen que nous pratiquons nous permet de porter un diagnostic plus sûr.

La simple inspection nous fait voir un ventre divisé en deux portions par un sillon médian allant de l'ombilic vers le pubis, sur une étendue de 6 à 8 centimètres. La tuméfaction gauche atteint l'ombilic et le dépasse même, les contours en sont très nets. La tuméfaction droite jouit d'une certaine mobilité de bas en haut sans que cette manœuvre éveille quelque douleur ; sa surface est courbe, et l'on peut, en déprimant assez fortement les parois, percevoir une certaine fluctuation.

La tuméfaction gauche, que l'on reconnaît facilement pour être l'utérus, permet d'entendre à son niveau des battements fœtaux variant d'intensité suivant les moments et les changements de position de la femme, mais que l'on peut arriver à saisir parfaitement. Le toucher nous fait sentir un col très haut, ramolli, recevant les mouvements imprimés à la tuméfaction gauche. Le cul-de-sac latéral droit ne présente rien ; même déprimé fortement, il ne permet pas d'atteindre la tuméfaction que nous avons palpée au niveau de l'abdomen du même côté.

1er décembre. — Laparotomie médiane par le professeur Queirel. Les tissus abdominaux incisés, on arrive au niveau de l'encoche qui sépare les deux tuméfactions. L'utérus, situé à gauche, est ménagé autant que possible et recouvert de compresses chaudes. Du côté droit apparaît un kyste de l'ovaire droit que l'opérateur fait saillir hors de l'abdomen. Le pédicule court et large est soigneusement ligaturé. Le kyste est détaché sans être rompu et le pédicule abandonné dans l'excavation. La paroi abdominale est suturée suivant trois plans dont deux internes au catgut et un externe aux crins de Florence. Hémorragie nulle, durée de l'opération 35 minutes. La tumeur kystique est formée d'une seule poche affectant assez bien l'apparence d'un cœur ; le liquide qu'elle contient est limpide, légèrement filant, et mesure environ 500 cc. Le même jour, injection à la malade matin et soir d'un centigramme de morphine pour éviter toute contraction utérine.

Le 3, la malade a eu quelques vomissements.

Le 5, les vomissements ont complètement disparu, l'état général est bon.

Le 13, les points de suture sont enlevés ; réunion par première intention.

Le 28, la malade quitte l'hôpital dans un parfait état. L'auscultation et les mouvements actifs du fœtus nous montrent que celui-ci est bien vivant Remarquons enfin que les suites opératoires ont été absolument apyrétiques, la température n'ayant jamais dépassé 37°.

..... Cette femme, revenue à l'hôpital depuis quelques jours, comme nous lui avions conseillé, accouche d'une fille de 2,680 gr. Les suites de couches sont normales et la femme ressort le 11 avril. La cicatrice abdominale a parfaitement résisté aux efforts de l'expulsion. Il n'existe pas la moindre éventration.

Observation II

(Due à l'obligeance de M. le professeur Tédenat)

Kyste ovaire gauche. — Accident péritonitique par torsion du pédicule. Grossesse de quatre mois et demi. — Ovariotomie. — Guérison.

Julie G..., trente quatre ans, de bonne santé habituelle. Réglée régulièrement à quatorze ans. Accouchements normaux vingt-trois ans, vingt-sept ans. Depuis un an, légère tuméfaction du ventre avec vagues douleurs et règles un peu plus abondantes, durant six jours au lieu de quatre. Les règles ont manqué depuis février 1893, et le ventre a augmenté rapidement de volume, avec des douleurs assez vives depuis un mois. La femme croit être enceinte.

Le 6 juin, douleurs violentes dans le ventre avec nausées, le pouls est rapide et faible. La femme est amenée dans le service de M. Tédenat, le 8 juin. Elle est pâle, souffre vivement dans tout l'abdomen distendu; le pouls est à 110, la température à 38°2, nausées fréquentes avec de temps en temps des hoquets. Malgré les douleurs, l'exploration permet de constater que l'utérus remonte au niveau de l'ombilic avec son fond fortement dévié à droite et en avant. Il est refoulé par une tumeur rénitente avec bosselures qui remonte au-dessus de l'ombilic. M. Tédenat pense à un kyste multilobulaire enflammé dont le pédicule est comprimé ou tordu. Il s'explique ainsi la survenue rapide des accidents péritonitiques.

Le 9 juin, les accidents persistent (nausées, joues rouges, facies tiré, pouls à 120, température 38°, 38°6).

Le 10 juin, laparotomie. Le kyste se présente avec sa paroi grisâtre, plaquée de larges nappes ecchymotiques. Il s'écoule environ 300 grammes de liquide séreux avec quelques flocons de fibrine. Quelques adhérences molles le relient avec l'utérus et l'épiploon, faciles à décoller. Pédicule tordu d'un tour et demi, long de cinq centimètres, large de trois. Ligature.

Dès le 11 juin, la température tombe à 37°3, le pouls est à 89. Guérison complète le 23 juin. La malade accouche le 20 novembre d'un garçon pesant 2,900 grammes.

Avant d'étudier les conséquences qu'entraîne chez la femme enceinte la présence d'un kyste de l'ovaire, il nous paraît utile de rappeler brièvement quelques caractères dont la connaissance pourra faciliter la tâche de l'accoucheur et le guider dans sa ligne de conduite.

Caractères généraux.—La pathogénie des kystes de l'ovaire a soulevé de fréquentes discussions et les théories sont nombreuses qui, naguère encore, se prévalaient du mérite d'en donner une explication satisfaisante. C'est surtout au sujet des kystes dermoïdes que les hypothèses les plus variées se sont donné libre cours ; mais notre intention précisément est de ne pas nous occuper de ces formations complexes pour n'envisager que les kystes mucoïdes, qu'ils soient simples ou multiloculaires, à paroi lisse ou végétante. La théorie aujourd'hui admise sans conteste fait des kystes mucoïdes le produit d'une involution épithéliale. Sur l'ovaire se fait une invagination du tissu épithélial ; que l'orifice s'obture, la cavité sera constituée et se distendra au fur et à mesure que l'épithélium plus ou moins actif continuera à sécréter. En même temps que se produit cette distension, de nouvelles néoformations apparaissent sur la paroi, donnant naissance à de nouvelles cavités, en sorte qu'à l'origine tout kyste de l'ovaire est multiloculaire. Mais intervient alors un travail de simplification ; l'une des cavités se développe plus que les autres et les parois se fusionnent. Ainsi se forme le kyste uniloculaire qui à son origine est toujours multiloculaire. Dès ce moment, la tumeur prendra son véritable caractère. Suivant la prédominance de l'un ou de l'autre processus, suivant que la simplification ou la prolifération l'emportera, le kyste sera uni ou multiloculaire, la multiplicité des divisions marquant une plus grande vitalité des éléments néoplasiques. Pour ce qui est de la présence de végétations sur l'une ou l'autre paroi du kyste, ce caractère dépend aussi de la prédominance de prolifération de certains éléments, éléments papillaires, sur les éléments glandulaires.

Le volume que peut atteindre ces néoformations est souvent assez grand, parfois considérable. Les chocs, les frottements, la marche, les menstrues, la ménopause leur impriment souvent une activité nouvelle et accroissent leurs proportions. La grossesse bien souvent amène les mêmes résultats, nous en rechercherons les raisons quand nous traiterons de l'influence de la grossesse sur le kyste. Pour le moment, contentons-nous d'indiquer que les capacités de 2 à 5 litres sont fréquemment obtenues et peuvent atteindre 20 et 30 litres ; on ne saurait dénier la puissante cause d'avortement qui résulte de ce développement en dehors des accidents viscéraux que nous étudierons plus loin.

La nature histologique des éléments constituants des kystes de l'ovaire les a fait ranger parmi les tumeurs bénignes. Cependant, empressons-nous de dire que cette bénignité est bien relative, bien factice. Si la dégénérescence en tumeur maligne est rare, si rare aussi est la généralisation, la vie de la malade n'en est pas moins en danger par les accidents redoutables dont le kyste peut être le siège et dont la fréquence s'accroît au cours de la grossesse. En dehors des adhérences aux autres viscères, de la torsion du pédicule, de la rupture de la paroi, de l'hémorragie, de la péritonite, toutes complications dont on ne saurait dire laquelle est la plus grave, la malade est souvent condamnée, dans un avenir plus ou moins proche, à finir dans cet état justement dénommé cachexie ovarienne, qui n'est pas moins effrayant et irrémédiablement fatal que la cachexie cancéreuse.

Il nous reste à examiner un dernier caractère dont l'importance pratique ne saurait se dissimuler : c'est la position du kyste dans l'abdomen, les rapports qu'il contracte avec les différents organes en général et principalement avec l'utérus gravide en particulier. Ce signe sera recherché avec soin, dans le cas surtout où le praticien, dans l'impossibilité de faire une ovariotomie, se verrait obligé de rechercher dans la ponction, sinon la guérison, tout au moins un soulagement rapide.

La situation des kystes de l'ovaire est fonction à la fois du volume de la tumeur, du volume de l'utérus, de la longueur du pédicule et, en dernier lieu, de la présence ou non d'adhérences avec divers viscères.

A l'origine, le kyste, peu développé encore, conserve la même situation que l'ovaire lui-même sur lequel il est implanté, c'est-à-dire qu'il est pelvien. A mesure que s'accroît son volume, il ascencionne dans l'abdomen pour y trouver une place que le bassin ne peut plus lui fournir. Cet ascencion, au cours de la grossesse, se fait encore plus rapidement sans le concours nécessaire de l'accroissement de volume de la tumeur. L'utérus gravide s'élève bien vite lui aussi au-dessus de l'excavation, entraînant les ovaires qui lui sont rattachés par un lien relativement court, les trompes.

En dehors de ces deux raisons, la position du kyste dépend en grande partie du développement plus ou moins considérable de son pédicule, formé, comme on le sait, par le bord supérieur du ligament large. Ce pédicule, portion du néoplasme très importante, en raison des accidents qu'il peut créer, peut être long ou court, large ou étroit, mince ou épais. On comprend aisément que, suivant la prédominance de l'un ou l'autre de ces caractères, la situation du kyste varie dans une certaine mesure.

Reste enfin les adhérences avec les autres organes. D'après

Waldeyer, l'épithélium qui recouvre la surface des kystes ovariques les protège contre la formation d'adhérences. Malheureusement cette protection n'est pas indéfinie et les adhérences sont fréquentes à partir d'un certain moment. Qu'elles soient le résultat du frottement ou de greffes, elles unissent plus ou moins intimement le kyste à la paroi abdominale, à l'épiploon, à l'intestin et même à l'utérus, entraînant ainsi des changements marqués dans la topographie de toute cette région. L'utérus sera attiré tantôt à droite, tantôt à gauche, refoulé en haut ou en bas, en avant ou en arrière. Souvent même les positions qui lui seront imprimées, devenant incompatibles avec son état et son volume, il en résultera l'expulsion plus ou moins précoce de l'œuf.

CHAPITRE II

Nous venons d'examiner rapidement les principaux caractères des kystes de l'ovaire ; nous allons maintenant étudier l'action qu'exerce l'un sur l'autre le kyste et la grossesse. Nous aurons successivement à voir :

I. L'influence du kyste sur la grossesse.

II. L'influence de la grossesse sur le kyste.

I. — Influence du kyste sur la grossesse

Elle se manifeste au cours de la période toute entière de la grossesse, c'est-à-dire au cours de la gestation, de l'accouchement, de la puerpéralité.

Pendant la gestation. — Préalablement, nous dirons un mot de l'influence sur la fécondation. Les kystes mucoïdes, pas plus d'ailleurs que les kystes dermoïdes, n'entravent la fécondation d'une façon absolue. Les cas même de grossesse coïncidant avec un kyste double se sont présentés (obs. XV et XVI), ce qui montre que l'intégrité absolue de l'ovaire ne saurait être nécessaire pour qu'il y ait ovulation. Toutefois il est naturel que le kyste soit dans une certaine mesure un obstacle à cette fonction, et les statistiques d'Olhausen et de Weit portant sur les kystes ovariques de toute nature accusent une proportion de stérilité de 34 à 15 pour 100.

Mais c'est surtout à partir du moment où l'ovule fécondé

a cheminé au niveau de la muqueuse utérine que l'influence néfaste du kyste va se faire sentir. Le danger s'accroît avec le développement de l'œuf, atteint son maximum au moment de l'accouchement, et persiste tout le temps de la période puerpérale.

Prenons les choses au commencement et imaginons qu'un kyste ait, par suite d'un travail inflammatoire, contracté des adhérences avec les parois du bassin. Si dans ces conditions une grossesse survient, l'utérus sera bientôt comme enclavé, et alors, de deux choses l'une, ou bien l'avortement ne tardera pas à se produire, ou bien, chose plus grave, la paroi du kyste éclatera sous la pression toujours croissante de l'utérus qui se développe. Mais ces cas-là sont assez rares, et c'est plus tard, généralement, que surviennent les accidents.

Si, par bonheur, il s'agit d'un kyste de volume moyen et libre d'adhérences, on aura des chances de voir évoluer la grossesse jusqu'au terme ; dans le cas contraire, l'ascension de l'utérus sera gêné, empêché même, d'où son prolapsus et sa rétroversion. Remplissant l'excavation, comprimant vessie et rectum, cet organe ne pourra atteindre son développement normal, physiologique, et l'on aura l'avortement par défaut d'ampliation. Les adhérences, en dehors de la gêne physique qu'elles contribuent à créer, peuvent encore agir par action pathologique. Comme elles sont toujours le résultat d'un travail inflammatoire, elles amèneront souvent l'avortement. Si, malgré son extrême excitabilité, l'utérus n'a pas répondu à ces premières irritations, il est probable qu'il ne saurait résister aux tiraillements continuels qui vont se produire au cours de son accroissement.

On a encore reproché aux kystes de favoriser les présentations vicieuses. Dans un cas de Quénu, l'utérus n'avait plus du tout la forme ovoïde, mais était complètement aplati.

L'enfant, mort, se présentait par l'épaule et, en présence de la forte rétraction de l'utérus, rendant impossible toute version, on dut pratiquer l'embryotomie (observation III). On s'est demandé aussi si le kyste ne pouvait faire sentir sur le fœtus lui-même son influence néfaste. Oui, assurément, si l'on envisage l'expulsion du fœtus avant sa maturité. Quant aux conformations vicieuses qui auraient cette origine, elles sont fort rares, surtout avec les kystes mucoïdes facilement dépressibles par leur nature même. Dans l'unique cas de Langley, où la pression exercée sur l'utérus aurait amené une conformation vicieuse de la tête, il est probable qu'il s'agissait d'un kyste dermoïde dont la consistance est beaucoup plus grande.

Pendant l'accouchement. — Les kystes de l'ovaire peuvent parfois ne gêner en aucune façon l'accouchement, comme d'autres fois créer de bien grandes difficultés. Nous ferons remarquer tout d'abord que les complications ne sont pas en raison directe du volume de la tumeur, mais plutôt en raison de sa situation et de sa mobilité. Il n'est pas rare, en effet, de voir de gros kystes faisant craindre un accouchement des plus pénibles, s'effacer devant le passage du fœtus et ne créer en définitive aucune difficulté (observation IV). Tout autre est l'influence de la situation et des adhérences du kyste. A cause d'elles, il arrive quelquefois que l'accouchement ne peut se terminer avec les seules ressources de la nature et nécessite l'intervention de l'accoucheur. Cette intervention variera dans de larges limites, elle pourra n'être qu'une simple manœuvre ayant pour résultat de refouler la tumeur (observation XVII), ou bien, chose plus grave, consister en une ponction ou même en une opération césarienne. Chose remarquable, il s'agit dans ces cas de petits kystes passés inaperçus durant la grossesse et qui, subitement, au moment du travail, créent les plus graves complications. En l'absence de toute intervention, le danger peut devenir grand. Dans cette sorte de lutte que se livrent le kyste et l'utérus, deux choses peuvent se présenter : ou bien la fibre musculaire s'épuisera, ou bien les contractions deviendront de plus en plus énergiques pour aboutir en définitive soit à la rupture du kyste (obs. III), soit même à celle de l'utérus (1).

Ces derniers accidents, très graves comme on le voit, sont heureusement très rares. Nous l'avons vu, ils se présentent ordinairement avec des kystes de petit volume et pourvus d'adhérences. Avec les gros kystes il est plus fréquent de remarquer la longueur du travail, en raison de l'inclinaison parfois considérable que le kyste imprime à l'utérus.

Pendant la délivrance. — Une fois l'expulsion du fœtus terminée, l'influence du kyste se fait encore sentir sur la délivrance et les suites des couches. L'utérus, gêné dans sa contraction, ne peut décoler complètement le placenta (obs. XVII) ; il en résulte une hémorragie abondante nécessitant la délivrance artificielle. Si, après cette extraction, le muscle utérin peut se rétracter, tout danger immédiat est écarté. Malheureusement il arrive souvent que la même cause qui a gêné l'expulsion du délivre empêche la rétraction de la matrice. Toute la région utéro-placentaire, vastes lacs sanguins où s'abouchent de gros vaisseaux, reste béante, laissant écouler une telle quantité de sang que la vie de la mère se trouve immédiatement en danger. La thérapeutique, si efficace dans les cas ordinaires (frictions énergiques de la région hypogastrique), ne saurait être employée ici sans faire courir le grave

(1) Deux observations de Goldson et Lee. Dans les deux cas la mère et l'enfant succombèrent. (Rémy, th. d'agr).

danger de produire la rupture du kyste déjà traumatisé par l'accouchement; recouvrant plus ou moins l'utérus, c'est sur lui en effet que se feraient les frictions et non sur l'organe gestateur.

II. — Influence de la grossesse sur le kyste

Un des premiers effets de la grossesse sur le kyste est d'en accroître bien souvent les dimensions. Nombreuses sont les observations de femmes, qui, porteuses de kystes anciens, ne s'en trouvent incommodées en aucune façon par suite du peu de volume que gardent ceux-ci. Survienne une grossesse et aussitôt la tumeur, restée silencieuse, va attirer l'attention de la malade par l'accroissement insolite qn'elle prendra, ainsi que par la gêne qu'elle occasionnera. Nous avons remarqué cette influence dans la pluspart de nos observations, notamment dans celle de Herker (obs. V). Cet accroissement, parfois considérable, observé en dehors des accidents qui le provoquent ordinairement, ne peut trouver sa raison que dans la grossesse concomitante. La vascularisation intense, qui siège au niveau de tout le territoire utéro-ovarien dès le commencement de la grossesse, doit faire sentir ses effets sur le kyste lui-même. Celui-ci, à mesure que cet afflux de sang se produit et augmente, reçoit de ce fait une nutrition plus active et comme un coup de fouet.

Signalons aussi la transformation maligne des kystes pendant la grossesse. Bien que pareille influence paraisse discutable, elle a été signalée par Léopold, Spielgelberg, Fremery. Quant à nous, nous partageons plus volontiers l'opinion de Ruge pour qui la grossesse peut avoir une réelle influence sur la marche, l'évolution de ce travail dégénératif, sans toutefois le créer de toutes pièces.

Nous en arrivons aux complications mêmes des kystes de l'ovaire, complications qui peuvent se montrer en dehors de la grossesse, mais dont la fréquence, au cours de celle-ci, tend à montrer une relation étroite. Leur gravité est telle que, bien souvent, ce n'est pas seulement l'évolution de la grossesse qui est compromise, mais encore la vie même de la malade.

Citons la péritonite, expliquée par les nombreuses adhérences qui ne tardent pas à se former avec les organes voisins, et en premier lieu avec la séreuse péritonéale. Habit (1) cite le cas d'une femme porteuse d'un kyste du volume d'une tête d'enfant, qui eut une péritonite et avorta au quatrième mois. Vient ensuite la suppuration de la poche kystique qui, souvent, arrive comme complication d'une ponction faite d'une façon plus ou moins septique, mais qui peut survenir en dehors de cette cause habituelle. Il s'agit alors de kystes ayant contracté avec l'intestin des adhérences à travers lesquelles cheminent microbes et bacilles, hôtes habituels du tube digestif (obs. V). A côté de la suppuration et consécutivement à cet accident on peut observer la rupture du kyste, que la cause en soit purement mécanique par le fait de la gêne réciproque qu'éprouvent les deux tuméfactions à l'étroit dans l'abdomen, ou qu'elle relève d'un processus pathologique adultérant les parois du kyste au point que le moindre effort, le moindre mouvement puisse la déterminer. Rarement cet accident n'est suivi d'aucun effet fâcheux ; il faudrait pour cela un liquide absolument aseptique avec, de la part du péritoine, une tolérance qu'on est peu accoutumé à observer.

(1) Rémy (Th. d'agr.).

Le plus souvent on a une péritonite plus ou moins grave, quelquefois même la mort subite, comme en font foi les deux cas suivants rapportés par Spencer Wells : « Un matin, dit-il, la femme, après s'être retournée brusquement dans le lit, s'écria qu'elle venait de sentir quelque chose se rompre dans elle et mourut presque instantanément » ; et l'autre femme qui, « après s'être trouvée très bien la veille, s'éveilla au bout de trois heures de sommeil, se plaignit de grandes douleurs, toussa, tomba sur son dos et mourut ». Cette rupture s'observe le plus souvent à la suite de la torsion du pédicule, torsion lente ou brusque qui, peu à peu ou subitement, provoque l'arrêt de la circulation. Privées de leur apport nutritif, les parois ne tardent pas à se gangréner. Cet accident est relativement fréquent au cours de la grossesse. C'est une règle que l'observation a établie d'une façon générale, que tout organe s'élevant du bassin dans l'abdomen, exécute, au cours de cette ascension, un mouvement de torsion sur son axe. L'utérus gravide, lui-même, se trouve régi par cette loi, et l'examen journalier des femmes enceintes nous en fournit la preuve. Ajoutons que cette complication comporte un pronostic bien sombre. Si, en effet, nous consultons les diverses statistiques de Rémy, nous y lisons les chiffres suivants :

Au cours de la grossesse...	18 cas	= 10	guérisons	8 morts.
Pendant le travail	15 cas	= 7	—	8 —
Pendant la puerpéralité. .	12 cas	= 4	—	8 —

Les phénomènes d'étranglement interne qui révèlent la production de la torsion du pédicule s'accompagnent souvent de ceux d'hémorragie grave. Le résultat immédiat de la torsion du pédicule est d'arrêter la circulation en retour, alors que le sang artériel, parcourant des vaisseaux beaucoup plus résistants, continue à affluer. Sous l'effort de la tension qui ne cesse de s'accroître, la rupture vasculaire ne tarde pas à se produire au niveau de la paroi, livrant ainsi passage au sang qui se répand dans la cavité kystique. La malade a ressenti une vive douleur, et si l'on ne fait aussitôt la laparotomie, aléatoire il est vrai dans d'aussi mauvaises conditions, la partie est perdue, la mort arrivera par hémorragie. Ce que nous venons de dire sur les accidents au cours de la grossesse, nous pourrions le répéter pour l'accouchement et surtout pour les suites de couches. Toutefois, s'il nous fallait faire une distinction, ce serait pour insister sur leur fréquence, beaucoup plus grande à cette époque, et sur leur caractère de gravité spécial. La torsion du pédicule, l'hémorragie intra-kystique, la suppuration (obs. VI et VII), la rupture (obs. VIII) et la péritonite se présentent deux fois plus souvent. De plus, toutes les causes qui créent un état de moindre résistance se trouvent ici réunies. Le chirurgien opère dans de mauvaises conditions et la mortalité se trouve, de ce fait, bien augmentée.

Nous venons d'examiner les principales complications qu'entraîne l'un pour l'autre la coexistence d'un kyste et d'une grossesse; avant de terminer ce chapitre, nous dirons quelques mots de l'influence du kyste sur la femme enceinte. Dans beaucoup des observations que nous avons parcourues, nous avons vu que les auteurs mentionnaient l'état parfois pitoyable dans lequel leur arrivaient ces malheureuses parturientes ; quelques-unes étaient tellement affaiblies qu'elles n'avaient pu venir autrement qu'étendues sur un brancard (obs. III). La grossesse, on le sait, cause souvent des troubles qui augmentent sans cesse, au point que certaines femmes deviennent de véritables malades à mesure qu'approche le terme, et que, pour d'autres, l'interruption de la gestation s'impose comme une nécessité urgente pour sauvegarder leur existence compromise. Et cependant, dans ces cas, les troubles ne sont occasionnés que par le volume de l'utérus; en un mot, il n'y a pas de facteur pathologique. Que sera-ce alors pour ces malheureuses, qui joignent à une grossesse déjà pénible un autre élément de distension parfois considérable (obs. XIV et XXII) et dont la nature pathologique a parfois un tel retentissement sur l'état général qu'il produit une véritable cachexie ?

Le danger est grand et la défaite de tout l'organisme imminente. La dyspnée, l'œdème avec albuminurie grave, l'ascite et enfin jusqu'à l'asystolie d'un cœur qui ne peut plus lutter, tout cela constitue autant d'accidents qui viendront grossir le cortège de ceux que nous avons énumérés.

Observation III

(Résumée)

(Quénu)

Rupture du kyste au moment de l'accouchement

On amène sur un brancard à l'hôpital Cochin, le 26 novembre, la dame Ch. G., âgée de vingt-sept ans, enceinte de huit mois et demi et en travail depuis trois jours; trois tentatives de version ont été faites en ville aujourd'hui même, pas de seigle ligoté, paraît-il. On constate une deuxième position de l'épaule gauche, et on essaie sans succès, à deux reprises différentes, de faire la version ; la rétraction de l'utérus, qui est comme tétanisé, ne permet pas d'arriver jusqu'aux pieds, ni même jusqu'au siège. M. Polaillon a recours à l'embryotomie. L'enfant pèse 2,700 grammes. Au moment de l'entrée à l'hôpital, l'état était déjà très grave, le facies altéré, le pouls fréquent, et le ventre d'une sensibilité excessive.

A l'autopsie, on trouve un kyste de l'ovaire rompu dans le péritoine.

Observation IV

(Résumée)

(Maternité Paris)

Le kyste s'efface au moment du travail

La nommée Pauline O... vingt-quatre ans, est entrée à la Maternité le 18 janvier 1881. Ses dernières règles datent du 15 au 20 mai 1880. Quelques troubles au cours de cette grossesse. A l'examen, on remarque la présence d'une tumeur assez dépressible siégeant dans le cul-de-sac péritonéal postérieur. Les premières douleurs apparurent le 26 janvier et l'état de l'orifice à son entrée dans la salle de travail était comme la paume de la main. La rupture des membranes eut lieu huit heures après.

Malgré les contractions de l'utérus, lesquelles étaient assez énergiques, la dilatation ne fut complète que le 27, à deux heures du matin, c'est-à-dire vingt-trois heures après son entrée à la salle de travail. Alors, la tête s'engagea, la tumeur s'aplatit de sorte *qu'elle ne mit aucun obstacle au dégagement du fœtus*. Cette femme accoucha par conséquent d'un garçon de 3,310 grammes. La délivrance fut naturelle environ une heure après.

Cette femme avait été envoyée par une sage-femme qui ne croyait pas l'accouchement possible.

Observation V

(Herker, d'après Heiberg)

Kyste et grossesse. — Accroissement rapide et suppuration du kyste

Il s'agit d'une jeune femme de vingt-six ans, secondipare. Un grand kyste uniloculaire de l'ovaire gauche, grossesse pénible : douleurs abdominales, fièvre. *La tumeur prit un accroissement rapide au point d'entraîner de la dyspnée et de gêner considérablement la marche.* En raison de cet état, on fit au quatrième mois une première ponction qui ramena huit litres de liquide mêlé de pus. Dix-huit jours après, nouvelle ponction et cinq litres de liquide fétide franchement purulent. Trois semaines après, trois litres et demi de liquide mêlé de gaz. Avortement au commencement du sixième mois. mort sept jours après.

A l'autopsie, kyste volumineux adhérent à l'intestin, à l'épiploon à la paroi abdominale.

DEUX OBSERVATIONS DE SUPPURATION DES KYSTES DE L'OVAIRE CONSÉCUTIVEMENT A L'ACCOUCHEMENT.

Observation VI

(*Résumée*)

(Docteur Schwartz)

Marie R..., âgée de trente-quatre ans, entre à l'hôpital le 13 juillet 1901. Elle a accouché le 4 juillet de son huitième après une bonne grossesse, bien qu'elle ait remarqué que son ventre, plus gros qu'à l'ordinaire, n'ait pas recouvré son volume normal.

Quatre jours après l'accouchement, douleurs vives, frissons, fièvre. A son entrée, la malade est dans un état très mauvais. Diagnostic incertain, avec présomption en faveur d'un kyste suppuré plutôt que d'une péritonite. L'incision fait reconnaître en effet qu'il s'agit d'un kyste adhérent sur toute sa face. La malade, opérée le 7 septembre, peut être considérée hors de danger, le 25 septembre.

Le docteur Schwartz ajoute : « C'est là certes un des cas les plus graves qu'il m'ait été donné d'opérer avec succès, et j'avoue que. d'avance, je croyais la partie perdue. »

Observation VII

(Résumée)

Il s'agit d'une femme de trente-huit ans, qui remarqua une tumeur du ventre survenue sitôt après son accouchement, dont les suites furent longues et marquées de signes évidents de péritonite. Diagnostic incertain. Une ponction avec la seringue de Pravaz laisse sourdre du pus et décide à l'intervention. Laparotomie, on découvre un kyste de l'ovaire enflammé d'où l'on retire plus de deux litres de pus. Nombreuses adhérences, hémorragie en nappe. La malade guérie quitte l'hôpital un mois après l'intervention.

Observation VIII

(Resumée)

(Service du professeur Tarnier)

Rupture du kyste dans la puerpéralité

M. L... entre à la Maternité le 8 février 1882. Etat général mauvais, kyste multilobulaire volumineux. Menstruation irrégulière (surtout depuis trois ans, époque où son ventre a commencé à augmenter). Le 26 février, rupture des membranes. Pas de résultat à l'auscultation. Le travail marche régulièrement; accouchement, le 27, d'un enfant vivant de 1,495 grammes. Délivrance naturelle, dix minutes après expulsion du fœtus. Transportée dans une salle d'accouchées, la malade se trouvait bien, pouls normal, ainsi que la température.

Le lendemain à neuf heures du matin, elle eut un frisson violent et en même temps on constata une élévation notable de la température, une accélération du pouls, des douleurs abdominales très vives, des vomissements porracés. Il est probable qu'une loge du kyste s'est rompue et a donné lieu à un épanchement de liquide dans la cavité péritonéale qui a déterminé une péritonite aiguë. Cette femme succomba le 1er mars.

CHAPITRE III

DIAGNOSTIC

Le diagnostic de kyste de l'ovaire est parfois délicat, à lui seul, mais il se complique singulièrement quand il s'accompagne de signes de grossesse. Le professeur Segond insiste sur la difficulté du problème (1) : « S'il est parfois difficile de distinguer un kyste ovarien d'une grossesse, il est non moins délicat de reconnaître *la coexistence d'un kyste et d'une grossesse.* La surdistension abdominale qui résulte de cette coïncidence peut, en effet, compliquer à ce point l'examen qu'il soit pour ainsi dire impossible de se prononcer. La grossesse seule avec hydramnios, la grossesse gémellaire avec hydropisie d'un des œufs, la coexistence d'une grossesse extra-utérine et d'une grossesse intra-utérine, sont autant d'états susceptibles de donner le change. »

Quelquefois même, les signes de grossesse doivent être longuement pesés. Il ne faut pas s'en tenir aux signes de probabilités (aménorrhée, gonflement des seins et même fausses sensations subjectives de mouvements fœtaux produits par des borborygmes), car les états pathologiques des annexes peuvent les créer de toutes pièces sans qu'il y ait par conséquent de grossesse. D'autres fois, au contraire, c'est la grossesse qui a été méconnue (obs. IX). Le professeur Polaillon, dans son livre : *Maladies des femmes*, nous en rapporte plusieurs

(1) Segond, *Traité de chirurgie* de Duplay et Reclus, t. VIII.

exemples : « Trois fois, dit-il, j'ai pratiqué la laparotomie croyant que mon diagnostic de kyste était bien établi et j'ai reconnu un utérus en état de gestation » (obs. X).

Les symptômes de grossesse et de tumeur du voisinage nettement établis, il reste encore pour être complet à déterminer la nature de la tumeur, son siège, ses caractères, pour en tirer une ligne de conduite appropriée. Cette partie du diagnostic est sûrement la plus délicate et l'erreur la plus commune consiste à confondre la tumeur ovarique avec une grossesse ectopique. Le fait est si vrai que pour Barnes on doit « se contenter d'arriver à cette conclusion que l'une ou l'autre existe ».

Les symptômes qui marquent la coexistence d'un kyste et d'une grossesse varient avec l'âge de celle-ci, avec le volume et la situation de celle-là. Or nous savons que le kyste peut siéger dans l'excavation ou dans l'abdomen. Dans l'exçavation il est difficilement perceptible et le plus souvent ce n'est qu'au moment de l'accouchement qu'il nous révèle sa présence. Le palper abdominal ne permet pas de l'atteindre, quant au toucher vaginal il ne nous donne que des renseignements peu précis. Tout au plus arrive-t-on à toucher une tuméfaction dans un cul-de-sac sans pouvoir en déterminer les caractères.

Lorsque la tumeur a ascensionné dans l'abdomen, le diagnostic peut être plus aisé. La vue et le palper peuvent souvent nous donner déjà quelques indications. L'abdomen plus ou moins distendu est divisé par un sillon longitudinal en deux portion inégales. La percussion nous donne de la matité dans l'une et l'autre portion ; mais, tandis qu'on remarque de la fluctuation dans l'une, le toucher combiné au palper permet de constater que l'autre se continue avec le col et qu'il s'agit par conséquent de l'utérus. Ces divers signes étant reconnus, il faudra, pour être complet, préciser les caractères mêmes de la tumeur, savoir si elle est unie ou multilobulaire, si elle est mobile ou fixée par des adhérences. La multiplicité des loges peut être reconnue à la présence de travées plus ou moins résistantes que le doigt arrive à sentir à travers la paroi abdominale. Quant à la présence ou à l'absence d'adhérences, bien que cette question ait une grande importance, il est difficile d'y répondre avec quelque certitude. On a bien enseigné d'imprimer des mouvements à la tumeur et de se rendre ainsi compte de sa mobilité, ou encore de voir le déplacement qu'on peut obtenir en faisant mettre la femme dans la position genupectorale, mais ces méthodes ne donnent que des présomptions, pas de certitude.

Nous avons vu que, dans certains cas, le diagnostic était relativement aisé; malheureusement il n'en est pas toujours ainsi. Le ventre peut quelquefois être tellement distendu qu'il est impossible de percevoir un sillon quelconque et d'obtenir la moindre fluctuation. D'autres fois, au contraire, on n'a que fluctuation et l'esprit hésite entre kyste et grossesse avec hydramnios, kyste, grossesse et ascite, grossesse et ascite. Dans ces cas vraiment obscurs on s'abstiendra du trocart de peur de créer des accidents tels que la perforation de la matrice ou de quelques autres viscères.

Faisons aussi remarquer que le signe : matité, qui est un de ceux qui manquent le moins peut cependant faire quelquefois défaut. Il arrive qu'une anse intestinale adhérente au kyste s'interpose en celui-ci et la paroi donnant une sonorité trompeuse. Il suffira d'avoir ces faits présents à l'esprit pour ne pas écarter d'emblée l'hypothèse de kyste.

Avec un peu d'attention on évitera aussi l'erreur grossière qui consiste à prendre une vessie surdistendue ou une masse stercorale pour un kyste de l'ovaire.

Ainsi qu'on le voit, le diagnostic de kyste et grossesse offre dans beaucoup de cas des difficultés les plus sérieuses. Cette difficulté même sera un argument de plus en faveur de l'ovariotomie quand nous en arriverons au traitement. En effet, l'ovariotomie présente entre autres avantages de s'arrêter à la simple incision exploratrice dans le cas où il y a erreur de diagnostic ou lorsque la tumeur paraît inopérable.

Observation IX

(Extraite de l'Encyclopédie)

Erreur de diagnostic

X... entre à l'hôpital pour qu'on la débarrasse d'une tumeur qu'elle a dans le ventre. Admise dans un service de gynécologie, elle y demeure plusieurs semaines. Examinée par le chef de service, les internes, tous les élèves, elle est comme étant atteinte d'une hydropisie enkystée de l'ovaire. Un chirurgien appelé à son tour soit pour pratiquer une ponction, soit pour l'ovariotomie, suivant qu'il décidera, diagnostique également un kyste de l'ovaire multilobulaire qui, quelques jours après, se termine par un heureux accouchement.

Observation X

(*Résumée*)

(Polaillon)

Erreur de diagnostic

C... (Léonie), vingt et un ans, couturière, a eu un enfant à terme il y a six mois et demi. Métrite consécutive, deux curettages. Ses règles ne sont pas revenues depuis son accouchement. Pertes blanches abondantes. Ventre peu volumineux, à droite tumeur arrondie, douloureuse à la pression, mate à la percussion. Au toucher, col peu développé, à droite, sensation de boule, à gauche, rien.

L'hystéromètre pénètre facilement à deux reprises sans écoulement et donne 11 centimètres.

Diagnostic hésitant entre kyste de l'ovaire, collection salpingienne ou grossesse extra-utérine.

Laparotomie qui découvre utérus gravide. Le ventre est immédiatement refermé par une suture à trois étages.

Deux heures après, avortement, expulsion d'un fœtus macéré d'environ quatre mois et demi.

CHAPITRE IV

TRAITEMENT

Nous avons rapidement exposé les principales complications que peuvent créer les kystes de l'ovaire au cours de la grossesse. Est-ce à dire qu'on doive les observer toujours. Non, bien s'en faut, fort heureusement. Sp. Wells (1) cite le cas d'une femme qui, bien que porteuse d'un kyste de l'ovaire, put néanmoins conduire à terme cinq grossesses. Même chose pour cette autre femme qu'il opéra au sixième mois de sa septième grossesse et dont les grossesses antérieures avaient normalement évolué bien qu'elles fussent toutes compliquées du kyste pour lequel il l'opérait. Rémy a rassemblé un assez grand nombre de cas et nous donne les proportions suivantes : 257 femmes atteintes de kyste de l'ovaire eurent 321 grossesses dont 246 atteignirent le terme, tandis que 75 se terminèrent par l'expulsion prématurée du fœtus.

Les statistiques de Heiberg et de Jetter sont moins favorables ; voici les résultats qu'elles nous donnent :

Heiberg.—	Mortalité maternelle	25 pour 100
	Mortalité infantile	39 pour 100
Jetter.—	Mortalité maternelle	31 pour 100
	Mortalité infantile	41 pour 100

[1] Sp. Wells, *Des tum. de l'ov. et de l'ut.* Trad. de Rodet, 1883.

Il résulte donc qu'une femme atteinte de kyste de l'ovaire au cours de la grossesse est exposée à de graves accidents, qui présentent leur maximum de fréquence et de gravité au moment de l'accouchement et pendant les suites de couches. Ce sont ces graves considérations qui poussèrent chirurgiens et accoucheurs à sortir d'une inaction que Barnes (1) qualifiait d'indigne.

Barnes, en effet, avait remarqué que la nature, quand elle était laissée maîtresse de l'évolution des affections qui nous occupent, pouvait se conduire de trois façons. Ou bien tout se passait normalement, kyste et grossesse évoluaient sans réagir l'un sur l'autre ; ou bien des accidents survenaient du côté du kyste entravant le cours de la grossesse et compromettant aussi les jours de la mère ; ou bien enfin la grossesse seule était interrompue sans que la vie de la mère fut menacée. Eliminant le premier cas parce qu'on ne pouvait livrer au petit bonheur des intérêts aussi graves, il restait en présence des cas où se produisait l'avortement simple et de ceux où l'on observait concuremment à l'avortement des complications du côté du kyste. L'avortement simple constituait à ses yeux les cas heureux, et c'est pour cette raison qu'il se fit le défenseur énergique de la thérapeutique qui visait directement ce but.

Il nous sera aisé de réfuter cette méthode complètement tombée en désuétude aujourd'hui. Tout d'abord elle pêche en ce sens qu'elle ne supprime ni le mal ni le danger qui s'y rattache. Les statistisques montrent que c'est précisément lorsque l'utérus est vidé de son contenu que le kyste, privé de tout soutien, peut devenir le siège des accidents graves qui suivent la torsion du pédicule. D'ailleurs, le résultat

(1) Rémy, p. 117.

obtenu n'est guère brillant : « Dans onze cas , dit Budin (1), pour lesquels on a provoqué l'expulsion du fœtus, on a eu la mort de cinq femmes et de trois enfants » (obs. XII). Mais ce n'est pas en cela seulement que réside tout le défaut de cette méthode. L'utérus, en effet, lorsqu'il pouvait revenir sur lui-même, ce qui n'arrivait pas toujours, d'où l'hémorragie et l'infection possible, cédait en quelque sorte sa place au kyste qui s'empressait de mettre à profit une telle aubaine en augmentant encore ses dimensions déjà bien gênantes.

Excellents moyens de thérapeutique, l'avortement et l'accouchement prématuré ne peuvent ou n'ont pu être employés que dans certains cas bien limités. Au Congrès de gynécologie et d'obstétrique tenu à Marseille en 1898, le professeur Pinard a traité d'une façon toute magistrale cette délicate question. Un débat plus récent (2) a remis à l'ordre du jour ce passionnant problème, donnant l'occasion au professeur Pinard de préciser encore mieux ces préceptes. Nous ne pouvons mieux faire que de reproduire ses conclusions.

« I. L'interruption de la grossesse avant la viabilité du fœtus, l'avortement provoqué médicalement, constitue dans les cas bien déterminés un moyen de thérapeutique aussi puissant que précieux.

» II. L'opération de cet acte opératoire ne se rencontre ni dans les cas de rétrécissement de la filière pelvi-génitale, *ni dans les cas de maladie venant compliquer la grossesse.*

« III. L'indication réelle n'existe que quand la cause réelle des accidents qui menacent sûrement la vie de la femme est certainement la grossesse. »

(1) Budin, *Journal des sages-femmes*, janv. 1889.

(2) Pinard, *Semaine médicale*, 4 décembre 1901, supplément.

La précision, la clarté de ce langage nous dispense de tout commentaire. C'est la condamnation absolue de la méthode défendue par Barnes.

Mais si l'accouchement prématuré et à plus forte raison l'avortement sont justement abandonnés par les accoucheurs actuels, il n'en est pas de même d'un autre mode de traitement : la ponction. Pendant très longtemps la ponction a été considérée comme la méthode de choix et, à l'heure actuelle, il est encore nombre de praticiens qui la préfèrent à l'ovariotomie, notamment lorsque la grossesse a atteint le sixième mois. Nous savons sans doute que la simple ponction a suffi pour amener la guérison radicale de certains kystes, mais à côté de ces cas, rares on peut le dire, nombreux sont ceux dans lesquels elle a été la cause d'accidents graves. L'examen de bien des observations que nous avons consultées nous fait savoir qu'elle favorise beaucoup la production de la torsion du pédicule. Pratiquée avec des soins aseptiques insuffisants, elle peut provoquer l'inflammation d'un liquide qui n'attend que le moindre prétexte pour faire cette complication. Même entre les mains les mieux expérimentées le trocart peut réserver de graves surprises ; la perforation de l'utérus, ou de l'intestin, accidents rares il est vrai, ne sont cependant pas impossibles, témoin les cas signalés par Sp. Wels. Mais l'inconvénient le plus important, celui qui se présente presque toujours, réside dans la reproduction rapide du liquide. La quantité même peut augmenter et la gêne que l'on avait écartée un moment reparaît plus grande, rendant plus impérieuse chaque fois une nouvelle ponction qui débilitera d'autant la malade. Pour éviter cet ennui, certains auteurs ont proposé de faire suivre la ponction d'une injection avec une solution iodée. Pareille manœuvre n'est pas sans danger, le voisinage immédiat du péritoine dont on ne connaît que trop l'irritabilité en rend suffisamment compte. Sans insister sur certains autres accidents signalés par les auteurs anglais, tels que syncopes, adhérences consécutives avec les viscères voisins, néanmoins nous ne pouvons voir en elle qu'une opération palliative, dont l'utilité est incontestable, notamment au moment de l'accouchement, lorsqu'un kyste mucoïde peu volumineux est resté dans l'excavation et gêne par sa présence l'expulsion du fœtus.

Quoi qu'il en soit, nous pensons que ces méthodes de traitement doivent être laissées aux anciens praticiens. Actuellement, l'ovariotomie est la thérapeutique de choix suivie par la grande majorité des accoucheurs, qui acceptent les indications du professeur Pinard à ce sujet.

L'ovariotomie est d'abord le traitement vraiment curatif; car elle a l'avantage de ne s'adresser qu'au mal, et cela d'une façon efficace. Elle présente, entre autres, cette supériorité sur la simple ponction de ne pas être une opération aveugle, et, à ce propos, nous avons signalé les piqûres possibles de l'utérus et de l'intestin avec le trocart.

Son histoire est assez intéressante pour mériter qu'on la rappelle en quelques mots. En effet, l'idée d'enlever les ovaires n'est pas nouvelle et les auteurs anciens la mentionnent déjà dans leurs écrits. Seulement cette extirpation n'était pas pratiquée comme un moyen curatif, mais dans l'unique but de rendre les femmes stériles ou encore dans celui de combattre la nymphomanie. Ce n'est qu'à partir du dix-huitième siècle que vint l'idée d'opérer les ovaires kystiques. Quant à l'ovariotomie au cours de la grossesse, elle ne fut jamais exécutée de propos délibéré à cette époque-là, et les premiers cas que l'on rapporte furent dus sinon à des erreurs de diagnostic, tout au moins à une insuffisance de celui-ci. C'est ainsi que Burd, Sims, Pollak, Spencer Wells, Withusen, de qui l'on tient les premières ovariotomies au cours de la grossesse, ne s'aperçurent de celle-ci que lorsque, l'incision faite, ils se trouvèrent en présence d'un utérus gravide. Cependant les succès obtenus encouragèrent les opérateurs, qui en multiplièrent vite les cas à l'étranger. En France, on se montra plus réservé, et ce n'est guère que vers 1886 que cette opération prit droit de cité après le rapport de M. Polaillon à la Société de chirurgie.

« Ainsi l'ovariotomie avec ses résultats heureux devait ouvrir des horizons nouveaux. Faite involontairement d'abord pendant la gestation, elle devait être de plus en plus acceptée au point d'arriver à être considérée comme le seul traitement d'une grossesse compliquée de kyste ovarique (1) ».

Mais si l'accord est unanime pour reconnaître la supériorité de l'ovariotomie sur les autres méthodes, il n'en est plus de même lorsqu'il s'agit de déterminer le moment où cette opération a le plus de chance de réussir et jusqu'à quel âge de la grossesse elle peut être tentée. La plupart des auteurs que nous avons consultés varient entre le deuxième et le cinquième mois comme moment d'élection sans dépasser le sixième mois ; au delà le kyste ne serait plus justiciable de l'ovariotomie, mais plutôt de la ponction. A l'exemple du professeur Pinard, nous pensons que l'ovariotomie doit être pratiquée dès que le diagnostic est posé, la préférant à tout autre méthode. Toutefois nous insistons particulièrement sur la plus grande innocuité qu'elle revêt quand elle peut être pratiquée dans les premiers mois de la gestation. En remettant l'intervention à une date ultérieure, on court le risque de se voir un jour la main subitement forcée par l'entrée en scène d'accidents qui rendront toute opération plus aléatoires. L'ovariotomie prati-

(1) Rémy, *loc. cit.*

quée le plus tôt possible aura d'autant plus de chances de réussir qu'on aura à faire à un utérus non encore volumineux et à un kyste qui si l'on attendait pourrait devenir le siège d'accidents. A côté de ces diverses raisons, il en est une autre aussi importante : c'est la santé de la femme. La grossesse, on le sait, cause parfois des troubles qui vont en augmentant au point que certaines femmes deviennent de véritables malades à mesure qu'approche le terme. Sans vouloir attribuer à l'ovariotomie, et en général à toutes les opérations au cours de la grossesse, l'importance que quelques-uns veulent lui attacher, nous sommes néanmoins forcés d'admettre que, pour léger que soit le traumatisme, il existe néanmoins.

Le chirurgien avisé ne devra pas attendre cet état voisin de la maladie que nous signalions et durant lequel toute intervention est suivie d'une réaction plus ou moins prononcée. La bonne santé de la femme sera un puissant auxiliaire de réussite ; plutôt on opèrera, mieux on s'en trouvera. En même temps, on mettra sa conscience à l'abri en allant au devant d'accidents graves, toujours possibles.

Mais il est des cas où l'accoucheur ne sera consulté que dans les derniers mois de la gestation. Devra-t-il alors écarter l'ovariotomie pour avoir recours de préférence à la ponction. Nous ne le pensons pas. Les cas sont nombreux encore où l'ovariotomie pratiquée au huitième, au neuvième mois, n'a amené aucune complication permettant à la grossesse d'évoluer jusqu'au terme.

Toutefois, nous ne cacherons pas que, pour ces cas vraiment extraordinaires, le chirurgien n'est intervenu que la main forcée par des complications graves. Si la guérison est survenue quelquefois, la mort a frappé souvent, elle aussi. Nous trouvons dans cette pénible constatation un argument nouveau qui nous fortifie dans notre opinion : opérer dès qu'on le peut, avant l'accouchement, avant la puerpéralité, car attendre c'est beaucoup risquer.

Avant de terminer, il nous reste à dire quelques mots d'un accident que l'on voit se produire quelquefois à la suite de l'ovariotomie : c'est l'avortement. Les détracteurs de l'ovariotomie se sont empressés de le signaler, plus encore, de l'exagérer considérablement. C'est, en effet, une exagération de regarder l'avortement comme la conséquence fatale de l'ovariotomie. Nombreux et même très nombreux sont les cas où cet accident ne s'est pas présenté, nous en donnons plus loin l'explication probable. Si même nous constatons la statistique de Jetter et d'Olhausen, nous ne sommes pas étonnés d'en voir la conclusion qui en découle. Pour Jetter, la mortalité infantile, pour les cas où l'on n'a pas eu recours à l'ovariotomie, s'élève à 48 pour 100. Olhausen (1), au contraire, recueillant le plus grand nombre d'ovariotomies exécutées jusqu'alors, ne rencontre cet accident dans la proportion de 20 pour 100 seulement. Nous croyons même pouvoir aller plus loin et dire que les avortements consécutifs aux ovariotomies sont précisément ceux qui auraient beaucoup de chance de se produire en dehors de toute intervention. Dans presque tous les cas de Rémy, l'avortement s'est produit chez des femmes atteintes déjà d'accidents septicémiques consécutifs à l'évolution de la tumeur; pour tous ces cas, l'ovariotomie a servi de simple prétexte.

Cependant il nous faut reconnaître que l'avortement peut se produire quelquefois en dehors de toute élévation de température et, par conséquent, de toute infection. Ce sont les cas où l'intervention a été longue et pénible. Très souvent il s'agit de malades déjà débilitées par leur grossesse et chez les-

(1) Olhausen, *Die Krankheiten der Ovarien.*

quelles le choc opératoire détermine des contractions énergiques qui provoquent l'expulsion de l'œuf. Ces contractions peuvent être évitées, tout au moins diminuées, en ne négligeant pas quelques préceptes de technique opératoire. Tout d'abord il ne faut pas exposer trop longtemps l'utérus à l'air froid, dont l'influence sur la fibre utérine a été mise en évidence par des expériences pratiquées sur des femelles. On se gardera aussi d'exercer des tractions sur le pédicule, étroitement uni à l'utérus, et bien capable, par conséquent, d'éveiller l'irritabilité de l'organe gestateur.

Il est des cas, néanmoins, où cette contraction ne peut manquer de se produire, malgré les précautions les plus minutieuses.

Ce sont ceux dans lesquels la poche kystique ayant contracté diverses adhérences se trouve uni à l'utérus notamment.

Le mieux, semble-t-il alors, est de différer le plus possible l'ovariotomie, c'est-à-dire jusqu'au moment où l'on aura des chances d'avoir un fœtus viable si l'accouchement prématuré avait lieu. C'est l'opinion du professeur Hergott.

Quant au traitement au moment de l'accouchement nous en avons dit déjà quelques mots. Le chirurgien cherchera à refouler la tumeur au-dessus du détroit ; dans le cas où il n'y parviendrait pas, il aura à choisir entre les trois interventions : la ponction, ou l'opération césarienne si l'enfant est vivant, l'embryotomie s'il est mort (obs. III).

Pendant la puerpéralité, on s'abstiendra autant que possible de toute intervention ; malheureusement la fréquence des accidents dans cette période interrompt cette expectative (obs. XVIII).

Dans les cas où il n'en serait pas ainsi, attendre le rétablissement de la parturiente et agir alors comme pour un simple kyste en dehors de la grossesse. Ces cas sont malheureusement les plus rares car, du jour où la femme est enceinte, la route à parcourir est bien longue et les écueils trop nombreux, comme nous l'avons vu.

Observation XI

(Résumée)

(Bruntzel)

Traitement par accouchement prématuré

Après le quatrième accouchement, le ventre devint volumineux. Pas de douleurs. Menstruation normale jusqu'en décembre 1880. Puis cessation des règles. En décembre, douleurs dans le côté droit du bas-ventre. Au huitième mois, on constate une tumeur fluctuante à côté de l'utérus gravide; cyanose et dyspnée intense. Provocation de l'accouchement prématuré par la ponction des membranes. Fille vivante qui mourut au bout de quelques jours. Puerpéralité normale, pas de dyspnée ni d'œdème. Le ventre resta gros. De juillet 1881 à janvier, on fit plusieurs ponctions. En janvier 1882, le développement était énorme, l'utérus en retroversion; amaigrissement. Bruntzel fit l'ovariotomie, guérison en quinze jours.

Observation XII

(Résumée)

(Pinard)

Traitement par la ponction

C'est le cas curieux d'une femme ayant un kyste de l'ovaire depuis plusieurs années. Elle devient enceinte. Son kyste augmente de volume. On la ponctionne, on retire dix litres de liquide et elle avorte quelques jours après. Elle ne se fait pas opérer une fois rétablie.

Elle redevient enceinte. Son kyste qui, pendant l'époque de vacuité de l'utérus, n'avait pas augmenté, reprend des proportions qui réclament une ponction. M. Duplay lui retire 12 litres de liquide. Accouchement prématuré.

Les mêmes phénomènes se reproduisirent à une troisième grossesse, mais la malade succomba.

Observation XIII

(Résumée)

(Erksine Mason)

La ponction cause d'accidents. — Ponction de l'utérus

Pour vider le kyste, on se servit du trocart de Spencer Wells. L'auteur vit alors sortir, à travers la canule, du sang et constata que l'instrument avait perforé l'utérus gravide au niveau de l'insertion placentaire. L'opérateur fit aussitôt la laparotomie, puis il sutura l'utérus avec du catgut et pratiqua l'extirpation du kyste. Malgré l'emploi des précautions antiseptiques les plus rigoureuses, la femme succomba dix-huit heures plus tard, après avoir expulsé un fœtus de cinq à six mois.

Observation XIV

(Abrégée)

(Hergott)

Accidents de la ponction. — Péritonite

Mme J.. trente-trois ans. Deux grossesses antérieures. Dernières règles fin août 1881. Au second mois de sa grossesse, elle eut de grands malaises (vomissements, douleurs abdominales). Plusieurs médecins consultés diagnostiquent kyste et grossesse. Ponction qui donna 8 à 10 litres. Quinze jours après, l'abdomen avait le même développement qu'avant.

En janvier 1882, nouvelles crises douloureuses. A son entrée à la Maternité, le ventre a une circonférence de 108 cent. Pas d'œdème ni de varices. En raison de l'oppression extrême et du commencement de travail, on fit une ponction à gauche et au-dessous de l'ombilic, qui donna issue à trois litres d'un liquide visqueux, chocolaté. Malgré ce traitement, le travail qui avait semblé devoir se produire se fit vers le soir. Accouchement facile.

Au bout de deux à trois jours, sensibilité de l'abdomen, température 39°. Vers le 20 juin, rougeur érésipélateuse, œdème de l'abdomen et des jambes. L'état général s'aggrave, vomissements bilieux. Une nouvelle ponction donna issue à environ huit litres d'un liquide gris-noirâtre, avec gaz hydrogène sulfuré. Mort un mois après accouchement.

A l'autopsie, adhérence générale du kyste à toute la paroi. Kyste multilobulaire à contenu purulent et fétide. Péritonite.

Observation XV

(Polaillon)

Double ovariotomie

Il s'agit d'une femme de vingt-neuf ans, blanchisseuse, qui depuis six ans avait constaté l'augmentation du volume de son ventre. Les règles sont disparues depuis cinq mois. Quelques jours avant son entrée à l'hôpital, elle éprouve dans le ventre des douleurs violentes qui font penser en ville à une péritonite. Amaigrissement considérable, douleurs incessantes, vomissements, fièvre. A l'hôpital, on constata facilemen l'existence d'un kyste de l'ovaire qui dépassait l'ombilic de trois ou quatre travers de doigt, et de plus, par le toucher, l'existence d'une tumeur, grosse comme une orange, située dans la concavité du sacrum. Le col était mou, œdématié, d'où l'on conclut à la possibilité d'une grossesse compliquant un kyste de l'ovaire.

Laparotomie. L'ovaire gauche, dégénéré, est enlevé avec le kyste. L'ovaire droit, kystique, est également enlevé après décollement de membranes adhérentes avec l'épiploon et l'intestin, donnant lieu à d'abondantes hémorragies en nappe.

Les suites opératoires sont excellentes. C'est à peine si la température s'élève à 38° le lendemain de l'opération. Cinq mois et demi après, cette jeune femme mettait au monde, sans difficulté, une fille à terme et bien constituée.

Observation XVI

(Résumée)

(Potter)

Double ovariotomie

Il s'agit d'une femme ayant une volumineuse tumeur de l'ovaire et arrivée au quatrième mois de la grossesse. Potter lui fit une double ovariotomie. La tumeur enlevée pesait 38 livres. La femme accouchait cinq mois plus tard à terme d'un enfant de 7 livres 1/2.

Observation XVII

(Léopold)

Du traitement au moment du travail. — Défaut d'expulsion du placenta

F. B..., quarante et un ans, IVe pare. — Dans les dernières semaines de la grossesse actuelle, douleurs lombaires. Le petit bassin rempli par une tumeur de faible consistance.

Comme par l'exploration vaginale et rectale, la tumeur semble être un kyste de l'ovaire gauche qui est mobile ; on vida le rectum, puis, ayant placé la femme dans la position genu-pectorale, on essaya de refouler la tumeur avec deux doigts introduits dans le vagin. Au milieu de douleurs assez fortes la tumeur glissa dans le grand bassin. Quelques fortes douleurs encore, et deux heures après il se fit un accouchement spontané.

Une heure après l'expulsion, la délivrance n'était pas encore faite, l'utérus se contractait incomplètement et le placenta ne pouvait s'engager sous l'influence des pressions. Le refoulement de la tumeur fut de nouveau exécuté ; l'utérus put alors descendre et le placenta sortir par expression.

Observation XVIII

(Abrégée)

(POTHERAT)

Ovariotomie dans la puerpéralité

X..., trente-quatre ans, a accouché en octobre 1891. Son accouchement n'a présenté aucune particularité. Les suites de couches marchaient normalement, lorsque trois semaines après environ, survinrent des douleurs abdominales avec fièvre, vomissements. Ventre très volumineux, ayant grossi depuis quelques jours seulement.

Le diagnostic un peu hésitant, cependant la saillie de l'abdomen en pointe fit pencher pour un kyste. La palpation et la percussion confirment assez cette opinion.

Les frissons, les grandes oscillations de température, les vomissements, la prostration, attestaient que des phénomènes inflammatoires se passaient au niveau de la tumeur.

L'incision du ventre découvre un kyste volumineux, adhérent par toute sa surface. La ponction laisse écouler un liquide épais, visqueux, contenant une grande quantité de sang. Décortication de la poche, ligature du pédicule, la malade est complètement remise en quelques jours.

Que s'était-il passé ? Au moment de l'accouchement, sous l'influence des pressions de la paroi abdominale et la diminution du volume de l'utérus, le kyste avait subit une torsion, qu'au cours de l'opération on a pu constater. Cette torsion avait provoqué une hémorragie dans le kyste. Les phénomènes inflammatoires avaient éclaté, qui avaient provoqué au dehors des adhérences, au dedans des tendances à une suppuration qui serait survenue sans doute si l'on n'avait opéré.

Observation XIX

(Résumée)

LAROYENNE ET CONDAMIN

Ovariotomie trois mois après accouchement.

Mme M..., quarante-deux ans. Depuis six ans voit son ventre augmenter sans douleurs. En 1892, grossesse ; accouche en mai 1893, mais non sans difficultés.

La poche des eaux fut rompue artificiellement à la dilatation complète et l'enfant fut extrait aux forceps sous chloroforme pour ne pas exposer la mère à rompre son kyste sous l'influence de trop violentes contractions abdominales.

Après l'accouchement, légère syncope. Délivrance spontanée.

En juin, cette femme complètement remise peut vaquer à ses occupations, mais son ventre a sensiblement augmenté. En juillet, douleurs atroces. Laparotomie; on trouve un kyste à pédicule tordu cinq ou six fois. Six semaines après l'opération, la malade, parfaitement guérie, peut entreprendre un long voyage.

Observation XX

(Résumée)

(Terrillon)

Ovariotomie au cinquième mois

Jeanne M..., vingt-huit ans, entre le 3 novembre 1887. A accouché il y a un an environ, mais le ventre est resté gros et ne cesse d'augmenter. Troubles peu marqués, la femme continue à allaiter. A l'examen, le ventre est celui d'une grossesse de huit mois. Col mou entr'ouvert.

Incision abdominale, ponction. Pédicule court, très large, adhérent à l'intestin. six ligatures. Suites benignes. Utérus d'environ cinq mois.

Accouchement, le 16 mars 1888. Normal.

Observation XXI

(Résumée)

(Suslin)

Ovariotomie au septième mois de la grossesse. — Succès

X..., dix-neuf ans, entre à l'hôpital pour tumeur abdominale qui existe depuis trois ans. Très bien réglée jusqu'à il y a sept mois. A cette époque, la tumeur commença à augmenter très rapidement, au point que la malade ne pouvait respirer quand elle se couchait sur le dos. Abdomen mesure 1^{m}35. Deux tumeurs séparées par un sillon très net, seins volumineux, colostrum.

Incision de 20 centimètres sur la ligne médiane. Quelques adhérences avec péritoine, utérus à gauche et en arrière paraît être à terme. Ligature soignée du pédicule. Guérison. Accouchement à terme.

CONCLUSIONS

1° Les kystes de l'ovaire sont des complications de la grossesse qui méritent de fixer l'attention des accoucheurs par les graves dangers qu'ils peuvent faire courir.

2° La meilleure thérapeutique à leur opposer est l'ovariotomie faite dès qu'on le peut, sans que l'âge avancé de la grossesse puisse en faire une contre-indication. Toutefois, lorsqu'on sera certain de l'existence d'adhérences avec l'utérus, on différera autant que possible l'intervention jusqu'au moment où le fœtus sera viable.

3° Les nombreux cas d'avortement imputés à l'ovariotomie et qui ont servi à la condamner doivent être réduits à de plus équitables proportions.

4° Pour éviter les contractions d'un organe très impressionnable, instituer « systématiquement » après toute ovariotomie au cours de la grossesse, le traitement morphiné du professeur Pinard.

INDEX BIBLIOGRAPHIQUE

Anderson. — Ann. Louisville, 1898.

Atlee. — Diagnosis of ovarian tumour, p. 222.

Ayrolles. — Ann. gyn., Paris 1885.

Baldy. — Ovarian cyst. Ann. gyn. et Pæd. Phila, 1890.

Barsony. — Central. f. gyn., 1887.

Boinet. — Encycl. sc. méd., art. Ovaire.

Bouilly. — La gynécologie, 1896.

— Pathologie externe, t. IV.

Bossi. — La gynécol., Paris 1900.

Boursier. — Rev. gyn. obst. Pæd., Bordeaux 1900.

Breed. — Ann. of gyn. et ped., 1895.

Bué. — Nord médical., janv. 1902.

Butler Smith. — The Lancet, 1896.

Cauchois. — Bull. Soc. chir., 1886.

Cayla. — Th. Paris, 1882.

Cazin. — Arch. Toc., 1876.

Chantreuil. — Bull. soc. anat., Paris 1869.

Chénieux. — Bull. méd., nov. 1901.

Cocard. — Th. Paris, 1896.

Condamin. — Arch. Toc., 1894.

Dandois. — Rev. méd. Louvain, 1898.

Doleris. — N. Arch. d'obs. et gyn., Paris 1887.

Dormaison. — Th. Strasbourg, 1868.

Duncan. — Th. Lancet. London, 1899.

Dsirne. — Arch. f. gyn., 1892.

Eastman. — Med. u. surg. Monit. Indianap., 1900.

Engstran. — Ann. gyn. Paris, 1890.

Erksine Mason. — Cent. f. gyn., 1878.

Fischel. — Prag. med., Wochensch.

Fochier. — Lyon méd., 4 juill. 1896.

Forgue et Reclus. — Traité de chirurgie, t. VIII.

Golenvaux. — Presse méd. belg., 1882.

Garrigues. — Cl. Record N. Y. 1896.

Gueniot. — Gaz. Hôp., 1872.

HERGOTT. — Ann. gyn. et obst. Mai 1897.
— Revue méd. de l'Est, 1899.
HIRST. — Intern. gaz. Philad., 1898.
HUREL. — Thèse de Lyon, 1900.
JONES. — Méd. Rec. N.-Y., 1897.
KLEINERST. — Cent. f. gyn., 1901.
KNOLL. — Th. de Lille, 1902.
KRIMER ESTELLA. — Th. Paris, 1893.
LABADIE, LAGRAVE et LEGUEN. — Traité de gyn., 1898.
LOISON et DUCHESNEAU. — Arch. Toc., 1891.
LAROYENNE. — Lyon médical, 1880.
MANGIN. — Arch. Toc. Paris, 1826.
MONOT. — Bull. et Mém. Soc. chir., 1888.
NEPVEU. — Ann. gyn. Paris, 1875.
POLAILLON. — Mal. des femmes, 1901.
POTHERAT. — Arch. Toc. et Gyn., 1892.
POZZI. — Traité gyn. cl. et oper., 1897.
QUÉNU. — Progrès méd., 1897.
RÉMY. — Th. d'ag. Paris, 1886.
RENDU. — Ann. gyn. et obst., 1896.
RIBEMONT, DESSAIGNE et LEPAGE. — Précis d'obst., 1896.
SPENCER WELLS. — Trad. Rodet, 1883.
TERRILLON et VALAT. — Arch. Toc. Paris, 1888.
TERRILLON. — Leçon clin. chir., 1889.
VINAY. — Maladie de la gross., 1894.
WEIT. — Arch. f. gyn., 1892.
WILLIAMS. — Lancet, London, 1897.

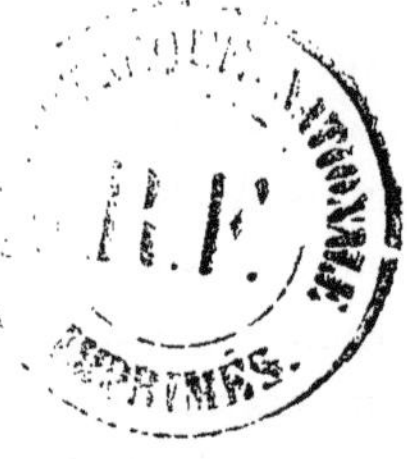

www.ingramcontent.com/pod-product-compliance
Ingram Content Group UK Ltd.
Pitfield, Milton Keynes, MK11 3LW, UK
UKHW020345220726
13923UKWH00004B/1559

9 782019 312176